COMMUNICATION A L'ACADÉMIE DE MÉDECINE
(Séance du 24 mars 1903)

Dʳ E. MOTAIS (ᴅ'Aɴɢᴇʀꜱ)

MEMBRE CORRESPONDANT DE L'ACADÉMIE DE MÉDECINE
PROFESSEUR DE CLINIQUE OPHTALMOLOGIQUE

LA

MÉTHODE OPÉRATOIRE DU PTOSIS

par la suppléance du M. droit supérieur

ÉTAT ACTUEL

Analyse critique des observations et travaux publiés

Avec une planche et 11 gravures dans le texte

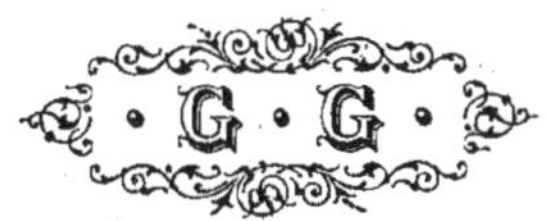

ANGERS

GERMAIN ET G. GRASSIN, IMPRIMEURS-LIBRAIRES
40, rue du Cornet et rue Saint-Laud

1903

L'auteur serait reconnaissant à ses collègues de bien vouloir lui adresser les observations qu'ils publieront sur *la méthode opératoire du Ptosis par la suppléance du M. droit supérieur*.

MÉTHODE OPÉRATOIRE DU PTOSIS

par la suppléance du M. droit supérieur

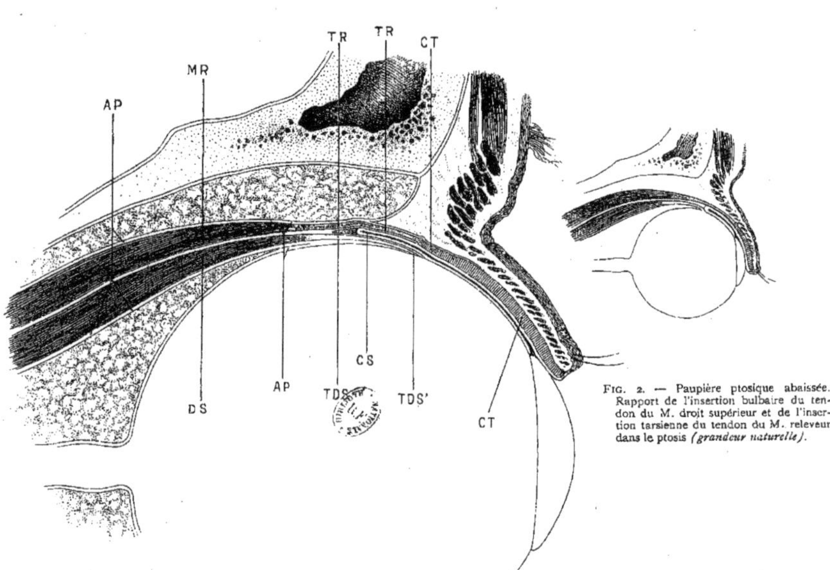

FIG. 2. — Paupière ptosique abaissée. Rapport de l'insertion bulbaire du tendon du M. droit supérieur et de l'insertion tarsienne du tendon du M. releveur dans le ptosis *(grandeur naturelle)*.

FIG. 1. — Rapports normaux des M. droit supérieur et releveur de la paupière dans le regard horizontal, grossissement de quatre diamètres. — MR, muscle releveur ; DS, muscle droit supérieur ; TR, tendon du muscle releveur ; TDS, tendon du muscle droit supérieur ; TDS', son insertion à la sclérotique ; AP, gaines musculaires ; CT, cartilage tarse ; CS, cul-de-sac conjonctival.

COMMUNICATION A L'ACADÉMIE DE MÉDECINE

(Séance du 24 mars 1903)

Dr E. MOTAIS (d'Angers)

MEMBRE CORRESPONDANT DE L'ACADÉMIE DE MÉDECINE
PROFESSEUR DE CLINIQUE OPHTALMOLOGIQUE

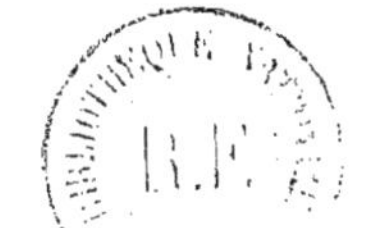

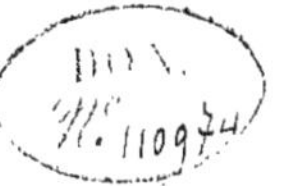

LA

MÉTHODE OPÉRATOIRE DU PTOSIS

par la suppléance du M. droit supérieur

ÉTAT ACTUEL

Analyse critique des observations et travaux publiés

Avec une planche et 11 gravures dans le texte

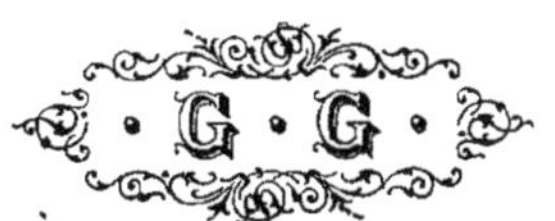

ANGERS

GERMAIN ET G. GRASSIN, IMPRIMEURS-LIBRAIRES

40, rue du Cornet et rue Saint-Laud

1903

LA

MÉTHODE OPÉRATOIRE DU PTOSIS

par la suppléance du M. droit supérieur

Nous avons présenté notre *méthode opératoire du Ptosis par la suppléance du M. droit supérieur* et notre première opérée au Congrès de la Société Française d'Ophtalmologie, en 1897. Malgré sa date toute récente, cette opération a déjà été pratiquée un peu partout et par un grand nombre de chirurgiens. Bien que la plupart des observations n'aient pas été publiées, nous avons pu cependant réunir les travaux suivants que nous énumérons par ordre de date :

La cura chirurgica della Blefaroptosi. Considerazioni critiche sui varii processi operativi. Contributo clinico-Indagini sperimentali ed anatomiche, per H. Dottor Agostino de Lietto Vollaro. (Thèse, Naples, 1898.)

Rapport de M. Delens à la Société de Chirurgie sur l'opération de Ptosis par la greffe tarsienne d'une languette médiane du M. droit supérieur. (Séance du 1er juin 1898.)

Nouvelle opération de Ptosis par la greffe tarsienne d'une languette médiane du M. droit supérieur, par le Dr Motais. (Société Française d'Ophtalmologie, Congrès de 1898.)

Méthode opératoire du Ptosis par la suppléance du M. droit supérieur, par le Dr Motais. (Communication, avec présentation d'opérée, à l'Académie de Médecine, à la

Société de Chirurgie et à la Société d'Ophtalmologie de Paris ; octobre 1898.)

De l'opération du Ptosis, par le Dr Péchin. (Archives d'Ophtalmologie ; février 1898.)

Traitement du Ptosis congénital par le procédé de Motais, par le professeur Dianoux. (Annales d'Oculistique, mars 1900.)

Considerazioni clinico-critiche su altre quattro operazioni allo Motais in blefaroptosi congenite, per prof. Carlo de Vincentiis E Dott. Pietro Grosseti ; Napoli, 1901.

Ptosis opératoire. Opération de Motais, par le Dr Morax. (Société d'Ophtalmologie de Paris ; séance du 8 octobre 1901.)

Le traitement du Ptosis par l'opération de Motais, par le Dr Laurent, de Rennes. (Société Française d'Ophtalmologie ; Congrès de 1901.)

Opération du Ptosis. Procédé de Motais, par le Dr Terrien. (Chirurgie de l'œil et de ses annexes, 1902, page 284.)

Opération de Motais dans un cas de Ptosis d'origine opératoire, par le Dr Cosse, de Tours. (Société Française d'Ophtalmologie ; Congrès de 1902.)

Deux cas de Ptosis congénital opérés par la méthode de Motais, par le Dr Delbès, de Périgueux. (Clinique Ophtalmologique, septembre 1901.)

Ptosis dit congénital, par le professeur Panas. (Archives d'Ophtalmologie ; novembre 1902.)

En outre, au cours des discussions à la Société Française d'Ophtalmologie et à la Société d'Ophtalmologie de Paris, MM. Vigne, Sulzer et Abadie ont apporté les résultats de leurs propres opérations.

La nouvelle méthode opératoire du Ptosis a reçu des ophtalmologistes un accueil favorable, comme le prouve la liste des opérations et des travaux auxquels elle a donné lieu dans un court espace de temps et pour une affection relativement rare. Sa valeur pratique répond-elle aux séduisantes conceptions qui, après nous l'avoir dictée à nous-même, l'ont fait adopter ensuite par bon nombre de nos collègues ?

Nous avons désormais les éléments nécessaires pour nous

former une opinion à ce sujet. Toutes les observations précédemment citées ont été soigneusement prises tant au point de vue de la technique opératoire que des résultats. Les mémoires de la clinique de Naples nous apportent, avec des faits assez nombreux et très étudiés, une contribution expérimentale intéressante. La nouvelle opération a donc subi déjà dans une assez large mesure l'épreuve de la pratique et de la discussion, et le moment est venu de dégager de l'analyse impartiale de tous ces documents des conclusions suffisamment assises.

Toutefois, avant d'entrer dans cette discussion, nous regardons comme nécessaire : 1º de rappeler les considérations anatomiques et physiologiques qui nous ont donné l'idée de notre opération ; 2º de décrire minutieusement la technique opératoire.

Cette technique est particulièrement importante. Nous avons tenu à en figurer tous les temps par une série de dessins qui se succèdent comme une impression cinématographique. L'expérience nous a appris, en effet, que notre première description sans figure a été insuffisante, malgré sa précision. Un certain nombre de chirurgiens s'en sont écartés involontairement et, suivant nous, au détriment du résultat. Nous voulons espérer que la description, ainsi présentée, suppléera à la démonstration pratique.

Ce ne serait pas, toutefois, l'avis de Fuchs qui, dans son *Manuel d'ophtalmologie*, si bien compris au point de vue pratique, écrit : « La dextérité opératoire ne s'acquiert que par le fait d'avoir vu opérer souvent et par l'exercice personnel. Je suis convaincu qu'il ne viendra à l'idée de personne d'entreprendre une opération en n'ayant d'autre guide que les seules indications fournies par les livres. »

A l'aide d'une description amplement figurée, nous nous efforçons de remédier à l'absence de démonstration par le fait. Cependant, nous nous mettrons très volontiers, dans toute la mesure du possible, à la disposition de nos collègues qui désireraient nous voir pratiquer nous-même notre opération.

CONSIDÉRATIONS ANATOMIQUES ET PHYSIOLOGIQUES

Avant notre opération, tous les procédés opératoires du Ptosis pouvaient se ramener à deux types bien connus ; nous nous bornerons à les signaler.

1° Le raccourcissement *mécanique* de la paupière, soit par l'excision d'une partie du tarse (Gilet de Grandmont, Galezowski) ; soit par l'excision d'une partie du tendon du M. releveur paralysé (Wolff, Jocqs). — La fente palpébrale est élargie, mais la paupière reste immobile.

2° La suppléance du M. releveur de la paupière par le M. frontal (Dransart, Pagentescher, Gayet, Panas, etc.). — Les mouvements communiqués à la paupière par le plissement du front, étant directs en haut et produisant des rides temporales verticales, sont nécessairement incomplets et disgracieux.

Le moyen de rendre à la paupière paralysée ses mouvements normaux, c'est-à-dire sa rotation de bas en haut et d'avant en arrière (mouvements de charnière), restait à trouver.

Dès le début de nos recherches sur l'appareil moteur de l'œil (1878), nous avions été frappé de la presque identité anatomique et physiologique des deux muscles élévateurs du globe et de la paupière.

Au point de vue anatomique, il est facile de constater que les deux muscles, partant d'insertions orbitaires contigues, suivent exactement le même trajet dans toute la longueur de la loge orbitaire. En avant, le large tendon du M. releveur se moule sur la courbure du globe, comme le tendon du M. droit supérieur, dont il n'est séparé que par les conjonctives bulbaire et palpébrale (Pl. I, Fig. 1).

Ces rapports étroits sont assurés par l'aponévrose orbitaire. Après avoir formé la gaîne du M. droit supérieur, l'aponévrose se porte à la face profonde du M. releveur, se dédouble et l'enveloppe. La toile cellulo-fibreuse, commune aux deux muscles, s'étend du fond de l'orbite à sa base (PL. I, FIG. 1). En avant, au niveau de l'entonnoir aponévrotique, les connexions aponévrotiques deviennent encore plus intimes. D'une part, la gaîne du M. droit supérieur doit, pour gagner la demi-circonférence supérieure de l'orbite, se jeter sur la partie postérieure du large tendon du M. releveur (FIG. 1) et la contourner en l'enserrant étroitement. En outre, les deux ailerons ligamenteux du M. droit supérieur et les deux expansions que nous avons décrites

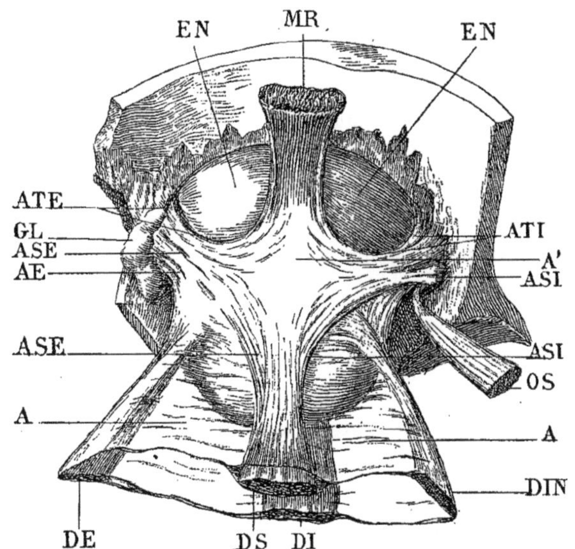

FIG. 1. — OS, M. oblique supérieur ; DS, M. droit supérieur ; DE, M. droit externe ; DI, M. droit inférieur ; DIN, M. droit interne ; MR, M. releveur de la paupière ; A, aponévrose intermusculaire ; EN, entonnoir cellulo-fibreux ; ATE, ATI, ailerons tendineux externe et interne du M. releveur ; ASE, ASI, ailerons ligamenteux externe et interne du M. droit supérieur qui se confond avec les précédents ; AE, aileron ligamenteux externe ; GL, glande lacrymale.

sous le nom d'ailerons tendineux du M. releveur [1] suivent le même trajet et juxtaposent leurs insertions orbitaires (FIG. 1), constituant ainsi des tendons orbitaires communs.

Au point de vue physiologique, la synergie des deux muscles élévateurs du globe et de la paupière est à peu près constante. Lorsque le muscle droit supérieur porte l'œil en haut, le muscle releveur de la paupière se contracte pour dégager la pupille.

En outre, les *mouvements imprimés au globe et à la paupière sont identiques*. La paupière n'est pas relevée directement en haut comme la dénomination de son muscle pourrait le faire croire. Le tendon du releveur attire la charpente fibro-cartilagineuse de la paupière *en arrière* et *en haut*, par un véritable mouvement de rotation, *en tout semblable à celui que subit le globe oculaire sous la traction du M. droit supérieur*. Il ne saurait du reste en être autrement, étant données les conditions anatomiques que nous venons d'exposer.

De ces intimes connexions anatomiques et physiologiques il apparaît manifestement que les deux muscles sont théoriquement désignés pour se suppléer. On pouvait en déduire avec certitude qu'une greffe tarsienne du M. droit supérieur imprimerait à la paupière, non plus la traction verticale du M. frontal, mais la rotation physiologique du M. releveur lui-même.

Toutefois, — en restant toujours sur le terrain de l'anatomie et de la physiologie — quelques remarques ou objections se présentaient.

A. La paupière — très mobile dans le sens vertical — est à peu près immobilisée dans le sens latéral. La greffe du tendon du M. droit supérieur devait donc être douée, *par*

---

[1] *Anatomie et physiologie de l'appareil moteur de l'œil de l'homme* (in *Encyclopédie française d'ophtalmologie*, t. I).

elle-même, d'une certaine mobilité pour ne pas gêner les mouvements de latéralité du globe. Une languette tendineuse assez mince (3 mill.) et assez longue (10 mill.) assurait cette mobilité.

B. La ligne d'insertion du M. droit supérieur est irrégulière et oblique de dedans en dehors et d'avant en arrière. L'action complexe de ce muscle sur le globe est due — pour la plus grande part — à cette obliquité. Il importait de ne pas modifier le rôle du M. droit supérieur par la taille du lambeau. Une languette *médiane* réalisait ce desideratum.

C. D'une part, la partie médiane du tendon du M. droit supérieur s'insère à 8 mill. de la cornée. D'autre part, dans le regard de face — la paupière descendant de 2 mill. sur la cornée et la hauteur de la partie médiane du cartilage tarse étant de 10 mill. — l'insertion du tendon du releveur sur la partie médiane du bord tarsien est à 8 mill. au-dessus de la cornée. *L'insertion des deux muscles élévateurs se trouve donc au même niveau dans le regard horizontal.*

Mais, pour donner une solidité suffisante à la suture, l'aiguille doit traverser la languette au moins à 2 mill. de son extrémité. En second lieu, la chute paralytique de la paupière l'abaisse de 4 à 8 ou même 10 mill., soit 6 mill. en moyenne. En troisième lieu, si nous fixons les points de suture palpébrale à 4 mill. en moyenne du bord supérieur du cartilage tarse, nous arrivons à une dénivellation, entre la greffe de la languette et l'insertion du M. droit supérieur, de 2 mill. + 6 mill. + 4 mill., soit 12 mill.

Il semblerait devoir résulter de ces rapports que la traction du corps musculaire du M. droit supérieur s'exercerait principalement sur la languette palpébrale au détriment du tendon oculaire; de là un strabisme vertical prévu théoriquement par Martin[1]. Nous verrons plus tard que ce strabisme, qui s'efface et disparaît peu à peu, est signalé, en

[1] Soc. fr. d'Ophtalmologie (Congrès de 1897).

effet, dans la plupart des observations pendant les premières semaines ou les premiers mois qui suivent l'opération.

D. Dans le sommeil et dans l'occlusion énergique des paupières, l'œil se place en haut sous l'action du M. droit supérieur, pendant que la paupière supérieure s'abaisse par le relâchement du M. releveur suivi ou non de la contraction de l'orbiculaire. Ce double phénomène s'exécute aisément par suite de l'indépendance des deux muscles élévateurs. Mais, après notre opération, comme l'a fait justement remarquer Morax, le muscle droit supérieur, en relevant le globe par son tendon, relève en même temps la paupière par la languette. Il devrait en résulter que l'œil ne se fermât jamais complètement. Nous discuterons plus tard ce point intéressant et nous verrons que le lagophtalmos ne prend nullement dans la pratique l'importance que semblerait lui prêter la théorie.

TECHNIQUE OPÉRATOIRE

Après expériences suffisamment répétées sur le cadavre, nous nous sommes arrêté, dès le début, à la technique suivante, que la pratique sur le vivant n'a pas modifiée, sauf en quelques points secondaires.

Instruments. — 2 crochets aigus ; il vaut mieux que l'un des crochets soit double. — 1 grand crochet à strabisme ; — ciseaux courbes à strabisme ; — ciseaux fins droits ; — 1 pince à griffes ; — 1 pince à griffes à fixation ; — 1 pince à fixation, à *mors larges*, avec ou sans griffes ; — 1 fil portant, à chaque extrémité, une aiguille demi-courbe ; — 1 porte-aiguille.

Nous opérons avec chloroforme ou instillations de cocaïne. Chez les sujets nerveux et les enfants, le chloroforme est indispensable. Avec Delbès nous rejetons les injections sous-conjonctivales de cocaïne, qui rendent plus difficiles la recherche du tendon et la taille de la languette.

Lavage abondant avec une solution d'oxycyanure Hg à 0,5 pour 1000, des paupières, des bords ciliaires, des conjonc-

tives bulbaire et palpébrales. Précautions antiseptiques
d'usage pour les instruments et les mains.

Opération. — 1er temps. La paupière supérieure est renversée : le crochet double est fixé dans la sclérotique à
3 ou 4 millimètres au-dessus de la cornée et l'œil fortement
attiré en bas. Un second crochet, fixé dans le cartilage tarse
renversé, près du bord ciliaire, attire en haut le cartilage;
toute la partie supérieure de la sclérotique est bien à décou-
vert et le *cul-de-sac parfaitement déplissé;* ce point est
essentiel. Les deux crochets sont confiés à un aide.

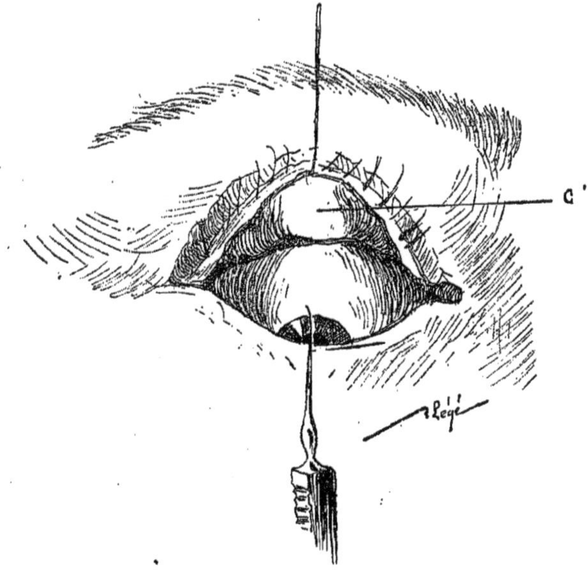

FIG. 2. — Position de l'œil et de la paupière au moment de l'opération.
Paupière supérieure renversée. Crochets aigus attirant le cartilage
tarse C en haut et le globe en bas, de façon à déplisser complètement
le cul-de-sac supérieur.

2e temps. On saisit un pli de la conjonctive avec les pinces
à griffes à 5 ou 6 millimètres de la cornée. Section horizontale de la conjonctive avec les ciseaux courbes dans l'éten-

due de 12 à 15 millimètres. Cette large incision est nécessaire pour bien mettre à nu toute l'insertion du tendon. Du milieu de cette section *horizontale*, faire partir une section *verticale* de la conjonctive jusqu'au cartilage tarse.

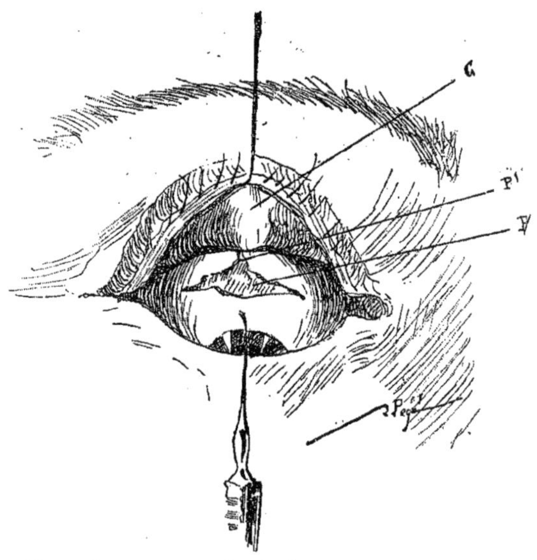

Fig. 3. — P, section transversale de la conjonctive, de 12 à 15 millimètres de largeur, à 5 millimètres de la cornée. P', section verticale partant du milieu de la précédente à travers la conjonctive du cul-de-sac jusqu'au bord renversé du tarse. C, cartilage tarse renversé.

Débridement à petits coups de ciseaux du tissu sous-conjonctival et de la capsule antérieure en avant et sur les deux bords du tendon, de façon à mettre *à nu la surface elle-même du tendon.* Glisser le crochet à strabisme sous le tendon par *son bord interne*[1]. Soulever le tendon.

[1] Nous insistons sur ce détail très important dans toute ténotomie du muscle droit supérieur. Le bord externe du tendon s'incurvant brusquement en arrière est très difficile à saisir par le crochet. *(Anatomie et physiologie de l'appareil moteur de l'œil de l'homme* (Fig. 33) *in Encyclopédie française d'Ophtalmologie,* t. I).

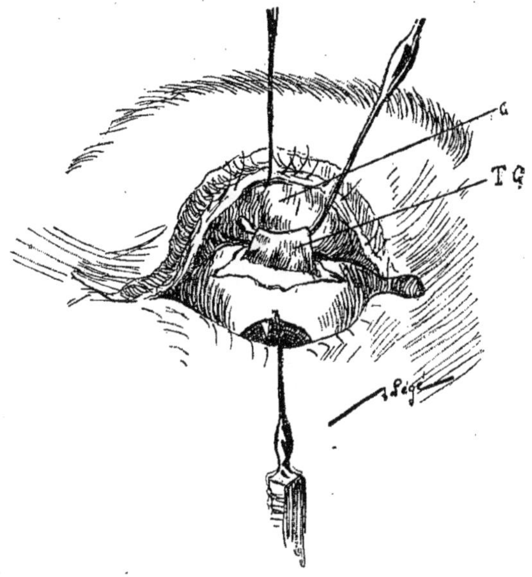

Fig. 4. — Le tendon TG a été mis à nu par la dissection de la capsule antérieure, et le crochet, introduit par le bord *interne,* soulève ce tendon.

3e temps. Confier ce crochet à un second aide, saisir avec la pince à griffes la partie médiane du tendon, un peu en dehors (2 millimètres) du méridien de la cornée[1], à 3 ou 4 millimètres de l'insertion. Avec les ciseaux courbes, faire une boutonnière de 3 millimètres au devant de la pince, au ras de l'insertion, comme dans la strabotomie par le procédé de Snellen. Avec des ciseaux droits, des deux extrémités de cette boutonnière transversale, faire partir une double inci-

---

[1] Le milieu du tendon est à 2 millimètres 1/2 en dehors du méridien vertical de la cornée.

sion verticale remontant à 10 millimètres le long du tendon. Pendant cette manœuvre, la pince à griffes soulève un peu le tendon pendant qu'on relâche le crochet. On taille ainsi un lambeau tendineux médian de 3 millimètres à 3 millimètres 1/2 de largeur et de 10 millimètres de longueur.

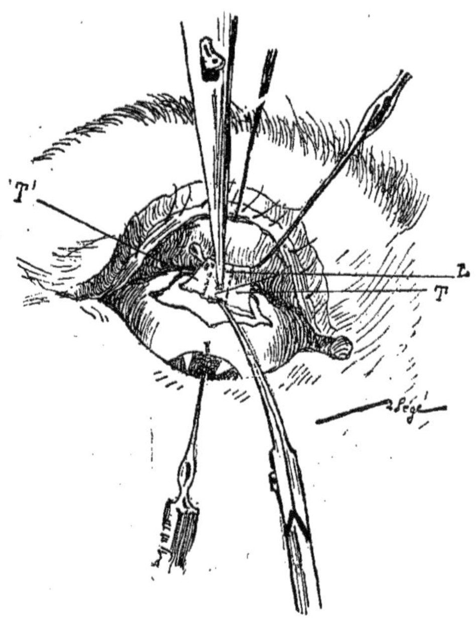

FIG. 5. — Une pince à griffes saisit la partie médiane du tendon T à 3 millimètres de son insertion. Une boutonnière de 3 millimètres est pratiquée par les ciseaux courbes, au-devant de la pince, au ras de la sclérotique, puis une double incision verticale représentée par les lignes pointillées circonscrit une languette L.

4° temps. Saisir l'extrémité libre de ce lambeau dans les mors d'une pince à fixation, *à mors larges*, pour mieux l'étaler. Traverser ce lambeau par sa face *profonde* si la suture doit être faite à la surface de la paupière, *superficielle* si la suture doit être faite sur la face muqueuse du tarse, avec une aiguille demi-courbe, à 2 millimètres de l'extrémité et à 1/2 millimètre du bord. Même manœuvre sur l'autre bord avec la seconde aiguille du même fil.

La partie médiane de l'une des faces de la languette se trouve ainsi comprise dans une *anse de fil*. Cette disposition donne une grande solidité à la suture.

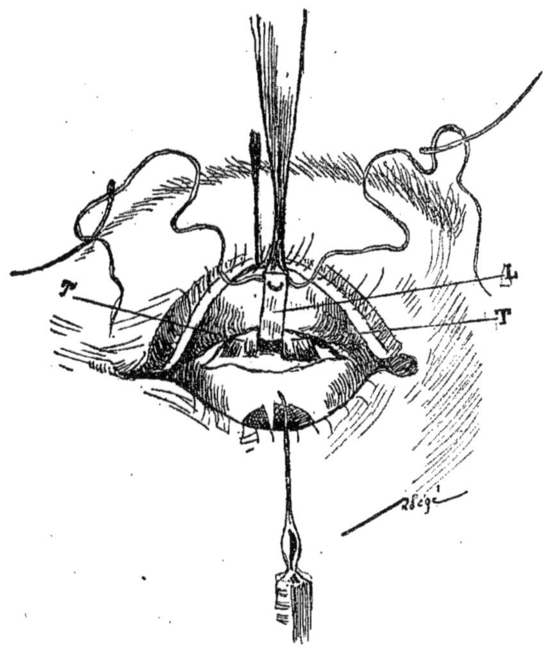

Fig. 6. — L languette taillée et relevée, vue par sa face profonde qu'embrasse l'anse de fil. — T, T, parties latérales du tendon du M. droit supérieur restées adhérentes à la sclérotique.

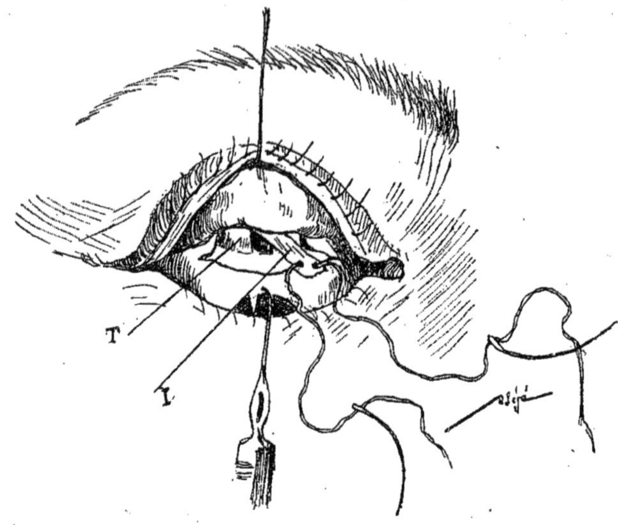

Fig. 7. — La languette L est rabattue et rejetée un peu de côté pour laisser exécuter le temps suivant.

5e temps. Donner un coup de ciseaux courbes immédiatement au-dessus du milieu du bord renversé du cartilage tarse. Sectionner ainsi la conjonctive et le tendon du muscle releveur. Par cette boutonnière, glisser les ciseaux et débrider la face palpébrale du cartilage tarse sur une profondeur de 4 à 5 millimètres, jusqu'à 5 ou 6 millimètres du bord ciliaire [1].

[1] La boutonnière et le débridement sus-tarsiens doivent être exécutés à ce moment, après la taille de la languette, et non pendant le 2e temps (à la suite de la section de la conjonctive du cul-de-sac). On s'exposerait, dans ce dernier cas, à une petite hémorragie, insignifiante en elle-même, mais fort gênante pour la découverte du tendon et la taille régulière du lambeau.

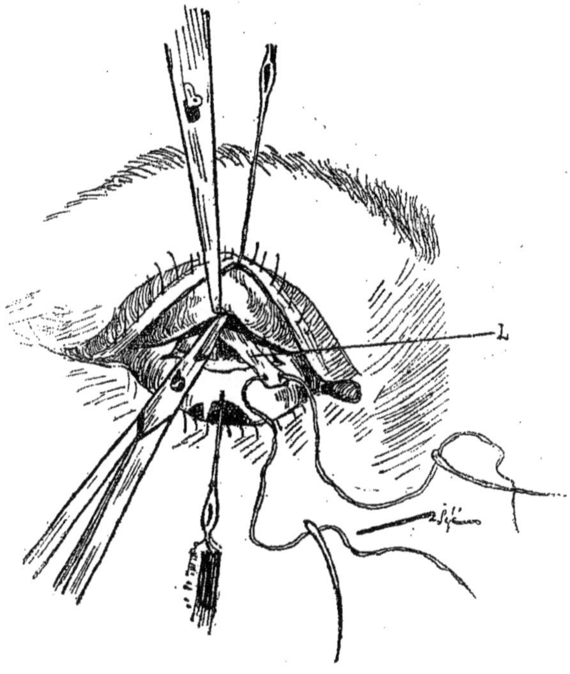

Fig. 8. — Saisir le bord du cartilage tarse avec une pince à griffes et le
soulever en avant, pour permettre aux ciseaux de tailler une boutonnière à la face supérieure de ce bord, puis de débrider la face supérieure ou palpébrale du tarse en pratiquant ainsi un sillon dans
lequel se logera la languette.

6e temps. Reprendre successivement les deux aiguilles,
qu'on introduit dans la boutonnière sus-tarsienne, puis
dans le sillon débridé de la face supérieure du cartilage
tarse jusqu'à 6 millimètres du bord ciliaire ou 4 millimètres
du bord supérieur du cartilage tarse renversé ; faire sortir

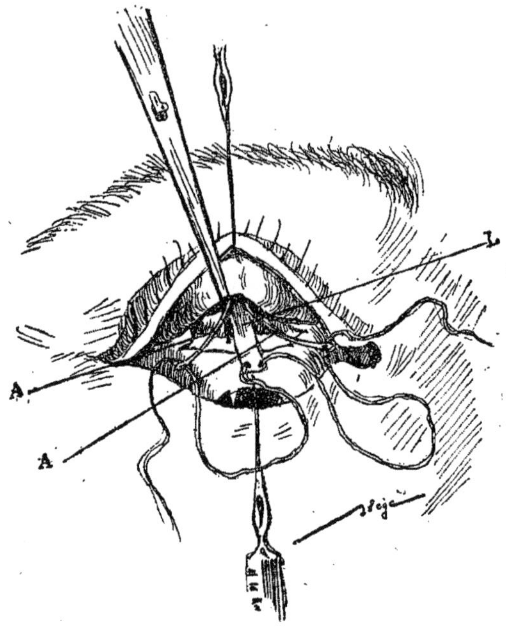

Fig. 9. — Les aiguilles AA sont successivement engagées dans la
boutonnière puis dans le sillon sus-tarsiens.

les aiguilles à ce niveau, soit sur la *face muqueuse du tarse*,
soit sur *la face cutanée de la paupière*, à 4 millimètres
environ, de distance horizontale, l'une de l'autre. On attire
les fils; la languette tendineuse les suit, s'engage dans la
boutonnière (au besoin on la pousse avec la pointe fermée
des ciseaux), puis dans le sillon de débridement.

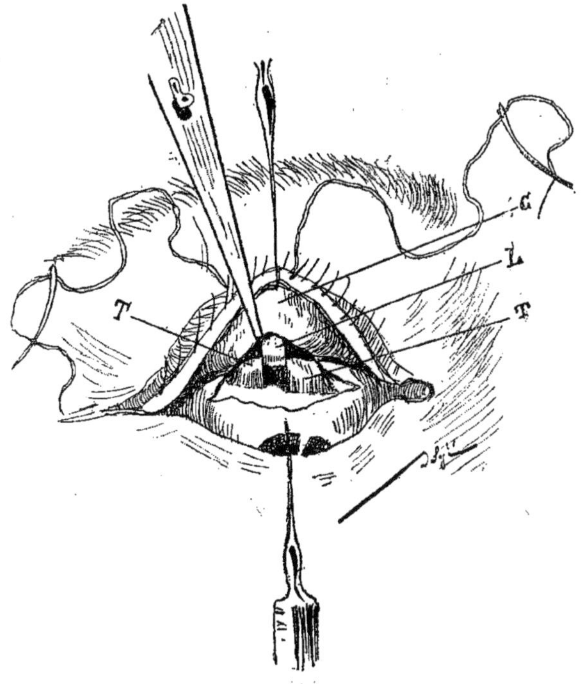

Fig. 10. — Par la traction des fils, la languette L s'engage tout entière
dans la boutonnière et le sillon sus-tarsiens.

On la fixe en serrant les fils directement sur la muqueuse
ou, par l'intermédiaire d'un petit rouleau d'ouate, sur la
face cutanée. Pour la suture tarsienne, il sera préférable de
se servir de soie très fine ou, mieux, de soie floche, non
cordée.

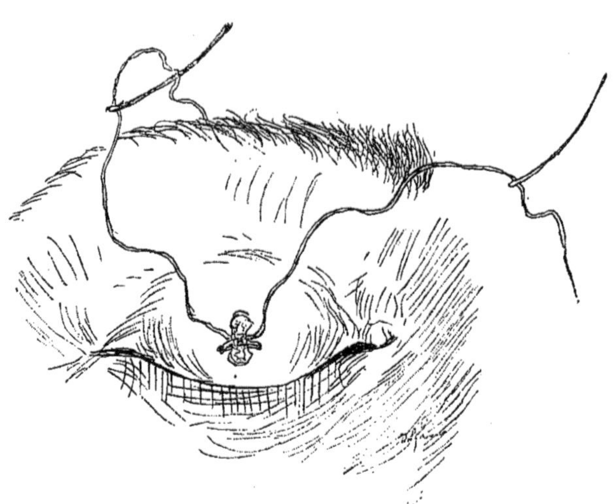

Fig. 11. — Les fils sont noués ici à la face cutanée de la paupière sur un bourrelet d'ouate.

Lavage abondant de la plaie à l'oxycyanure. Nous nous abstenons habituellement de suturer la conjonctive, tout au moins dans le cul-de-sac. Les fils de catgut qu'on peut abandonner sont trop volumineux et jouent le rôle de corps étrangers. Quant aux fils de soie, la fixation de la languette rendant en général très difficile, parfois impossible, le renversement de la paupière, leur ablation au fond du cul-de-sac devenait une véritable petite opération, très désagréable au malade.

Abaisser avec le doigt la paupière supérieure jusqu'au contact de la paupière inférieure et la maintenir dans cette position par une bandelette de collodion agglutinant les deux paupières.

Pansement occlusif des *deux yeux*, assez serré et très exactement appliqué, pendant 8 jours au moins, composé d'une rondelle de gaze enduite de pommade iodoformée ou boriquée ; d'un gâteau d'ouate hydrophile et d'une bande de crêpe Velpeau. Renouveler le pansement tous les jours, et même, si le malade le désire, deux fois par jour, mais sans tenter d'exercice des paupières.

Telle est la technique que nous recommandons habituellement.

Suivant les cas, les modifications suivantes peuvent être introduites :

Dans les paralysies complètes et lorsque les voiles palpébraux, très larges, sont, par suite, très abaissés, on obtiendra un relèvement plus énergique en plaçant la suture de la languette plus près (jusqu'à 2 millimètres) du bord ciliaire.

Au contraire, dans les simples parésies du muscle releveur, avec abaissement de 4 à 5 millimètres, on reculera la suture jusqu'à 8 millimètres du bord ciliaire.

Si le résultat définitif de l'opération ne donne pas un relèvement statique suffisant, on le complètera par une résection tarsienne, suivant le procédé de Galezowski ou de Gilet de Grandmont.

Cette technique est, à peu de chose près, celle que nous avions adoptée dès le début et que nous croyons encore la meilleure. Nous reviendrons sur tous ses détails dans la discussion des opinions des auteurs et des modifications qu'ils proposent.

APPRÉCIATIONS GÉNÉRALES

Avant d'entrer dans l'exposé de détail des observations et des travaux publiés jusqu'à ce jour et d'étudier les différents points qui peuvent prêter à la discussion, il nous a paru utile de noter l'impression générale des ophtalmologistes qui ont pratiqué la nouvelle opération.

— « Eliminant ainsi les doutes et les difficultés qui me semblaient pouvoir atténuer la valeur de ce procédé, et pour que le chirurgien ne soit plus hésitant, je crois que maintenant on peut, avec toute conviction, le préférer aux autres procédés et spécialement dans les cas où manque tout à fait l'action de l'élévateur, comme dans le ptosis total congénital ou paralytique d'ancienne date. » (Vollaro.)

— « Le procédé de Motais, également bien étudié dans son mécanisme et dans ses effets, est grandement supérieur aux autres par le mouvement physiologique de la paupière entièrement recouvré et par l'esthétique de la paupière admirablement conservée. Sur les quatres photographies prises quelque temps après les opérations, on voit clairement le complet relèvement de la paupière primitivement tombée et, dans plusieurs, le mouvement normal est entièrement recouvré dans les diverses inclinaisons du regard en bas et en haut, sans que la paupière ait perdu, même en minime partie, la délicatesse de ses formes. » (De Vincentiis.)

— « Ce n'est pas avec deux observations qu'on peut juger une méthode, mais les résultats obtenus dans ces deux cas montrent bien que les objections faites à la méthode de Motais sont des objections toutes théoriques...

« ... La méthode de Motais, encore toute nouvelle, sera peut-être améliorée ; mais, telle qu'elle, elle me paraît réaliser un grand progrès dans le traitement chirurgical du ptosis, non seulement parce qu'elle rend à la paupière sa mobilité, mais surtout parce qu'elle rétablit les mouvements associés si harmoniques de la paupière et du globe. » (Delbès.)

— « En somme, je considère l'opération du ptosis de Motais comme une opération excellente, ne présentant pas plus de difficulté d'exécution qu'un avancement musculaire ordinaire. Quant à son efficacité, elle est des plus notables, d'après ce que j'ai constaté chez le malade dont je viens de rapporter l'observation. » (Cosse.)

— « En somme, le procédé de M. Motais, quoique d'une exécution assez délicate, est très efficace, et les petites modifications qui y ont été apportées depuis la première publication sur ce sujet sont insignifiantes. Aussi, je crois que personne ne songe à contester à M. Motais ni la priorité, ni la valeur de son procédé. » (Abadie.)

— « Nous considérons donc l'opération de Motais comme une des heureuses conquêtes de la chirurgie contemporaine. Ces deux interventions successives démontrent incontestablement la supériorité de cette opération sur toutes les autres méthodes de traitement du ptosis. » (Laurent.)

— « J'ai fait trois fois l'intéressante opération de Motais. Le résultat obtenu est admirable et, la suture serrée, il est curieux de voir la paupière fonctionner normalement. Pour me résumer, je dirai que je considère ce procédé comme devant être conservé. » (Vignes.)

L'impression de MM. Dianoux, Morax et Sulzer, sans être aussi explicitement formulée, est évidemment aussi favorable quant à l'ensemble du résultat cherché.

L'accord serait donc unanime sur ce point si Panas n'avait eu un échec complet, trop complet même pour être mis en cause ici. Dans la plupart des observations, on signale une légère diplopie verticale passagère et, dans toutes sans exception, même dans les demi-succès (Vollaro, Dianoux), une mobilité très notable de la paupière. Or, l'opération de Panas fut suivie d'un *strabisme total en bas* avec *immobilité absolue de la paupière*. Ce double phénomène ne s'explique que par une section complète du tendon du muscle droit supérieur sans greffe palpébrale. Ce ne peut donc être qu'une erreur chirurgicale, attribuable sans doute à la cruelle maladie qui, par une singulière fatalité, atteignit d'abord la virtuosité opératoire bien connue du chirurgien de l'Hôtel-Dieu avant de l'enlever définitivement à son enseignement. D'ailleurs, dans un article sur le « Ptosis dit congénital » (*Archives d'ophtalmologie*, novembre 1902), le dernier peut-être qu'il ait publié, Panas, après avoir rappelé son cas et discuté longuement notre opération qui le séduisait quand même, ajoute : « L'Académie m'ayant fait l'honneur de me nommer rapporteur du travail de M. Motais, j'ai proposé à mon confrère de vouloir bien pratiquer lui-même son opération à l'Hôtel-Dieu, ce qu'il a accepté pour la première occasion qui nous serait offerte, mais sans que cela ait pu se réaliser faute de sujet ».

Nous regrettons profondément de n'avoir pu apporter à notre éminent maître la démonstration qu'il demandait lui-même.

Si tous les chirurgiens sont unanimes quant à l'ensemble de la question, ils présentent dans les détails quelques divergences que nous allons exposer minutieusement. Nous insisterons tout particulièrement sur les difficultés et les complications qui ont été signalées.

TECHNIQUE OPÉRATOIRE

Nous avons donné plus haut notre technique opératoire actuelle, qui diffère à peine de notre premier procédé.

Plusieurs de nos collègues ont introduit des modifications improvisées au cours de l'opération ou apportées de parti pris.

I. Dianoux incise la peau et débride le tarse d'avant en arrière. « J'introduis la spatule de corne sous la paupière, puis, avec un bistouri, j'incise horizontalement la paupière dans l'étendue de 2 centimètres dans le lieu habituel du premier pli palpébral. Je prends un pli orbiculaire que j'incise, puis j'incise le tarse dans toute son épaisseur pour former une boutonnière horizontale de 4 millimètres environ. » Panas propose une modification analogue.

Un des avantages de notre procédé est de mettre sûrement à l'abri de toute trace cicatricielle de la paupière, en évitant toute section de la peau. Nous conseillerons d'autant moins de suivre l'exemple de Dianoux que la manœuvre qu'il tend à remplacer (boutonnière et débridement au-dessus du tarse à travers la muqueuse) est une des plus faciles et des plus simples.

II. En présence de quelques difficultés à mettre à nu la surface du tendon, Dianoux « croit préférable de ne pas insister sur cette dissection et de ne pas craindre de comprendre dans la languette le fascia qui recouvre le tendon ».

Nous pensons, au contraire, qu'il est toujours nécessaire de bien isoler la surface du tendon ; la taille de la languette (temps le plus délicat de l'opération) ne peut être correcte que dans ces conditions. Il n'est pas difficile, d'ailleurs, de bien dénuder le tendon, en procédant méthodiquement de la manière suivante :

Après les deux incisions horizontale et verticale de la conjonctive, saisir avec des pinces à griffes le tissu épiscléral (tissu cellulaire sous-conjonctival et capsule antérieure) à 5 ou 6 millimètres au-dessus du méridien vertical de la cornée, sectionner d'un coup de ciseaux ce pli cellulo-fibreux jusqu'à la sclérotique. Rien à craindre à ce niveau, l'insertion tendineuse étant plus en arrière, à 8 millimètres de la cornée. On continue à disséquer par petits coups, ras la sclérotique, *en soulevant fortement la capsule antérieure*; on ne tarde pas à voir le tendon dont les fibres nacrées et parallèles s'accusent nettement. En cas d'hémorragie, éponger en comprimant et attendre l'hémostase.

III. Pour déplisser le cul-de-sac, Laurent remplace les crochets aigus par deux anses de fil, passées, l'une dans le bord ciliaire de la paupière renversée, l'autre dans la sclérotique au-dessus de la cornée.

Nous n'avons jamais observé le moindre inconvénient des crochets ; leur application est plus rapide et tout aussi sûre; plus sûre même, si on emploie un crochet double pour abaisser le globe. Toutefois, faute de crochet, on peut avoir recours aux tractions par les fils. L'essentiel est, nous ne saurions trop le répéter, de déplisser le cul-de-sac d'une manière complète, pour dégager le champ opératoire.

IV. Morax passe d'abord une anse de fil dans la partie du tendon qui formera la languette et taille ensuite la languette tout entière. Cosse pratique d'abord les deux incisions verticales limitant latéralement la languette, passe l'anse de fil et détache ensuite l'insertion.

Nous taillons d'abord toute la languette et nous passons ensuite les fils ; l'anse est peut-être ainsi plus difficile à placer régulièrement. D'autre part, avec la manière de faire de Morax et de Cosse, on s'expose à couper les fils ; dans les deux cas, avec un peu d'habileté, tout chirurgien se tirera facilement de ces petites difficultés.

V. Pour graduer l'effet de l'opération, nous avions proposé, ou de placer la suture plus ou moins près du bord palpébral, ou de saisir la languette par l'anse de fil à une hauteur variable.

Avec de Vincentiis et Vollaro nous nous en tenons désormais au premier procédé, pour deux raisons.

A. Les fils passés trop haut, dans la partie de la languette plus riche en fascicules musculaires, déraperaient plus facilement.

Toutefois nous devons dire à ce propos que nos observations ne sont pas tout à fait d'accord avec celles de Vollaro sur la constitution de la languette. La partie à peu près exclusivement fibreuse du tendon du muscle droit supérieur est de 4 à 5 millimètres. Au-delà, dans l'espace de 3 ou 4 millimètres, des fascicules musculaires, très irrégulièrement disposés, s'entremêlent aux faisceaux fibreux ; ce n'est qu'à 8 millimètres que le corps musculaire proprement dit commence ; mais nous accorderons volontiers à notre distingué

confrère de Naples que la languette mérite le nom de mus-
culo-fibreuse [1].

B. La solidité de la greffe sera d'autant plus assurée que
la languette sera plongée dans le tissu de cicatrice sur une
plus grande longueur.

Il est donc préférable de faire parcourir à la languette
toute l'étendue d'un long sillon de débridement prolongé
jusqu'auprès du bord palpébral.

VI. De Vincentiis, Dianoux, Morax et Abadie nouent le fil
sur un bourrelet de ouate, à la *face cutanée de la paupière*,
pour éviter la complication d'un ulcère cornéen. Nous avons
nous-même pratiqué deux fois la suture cutanée. Dans cette
suture, il est moins facile de faire sortir l'aiguille au point
voulu. Quant au résultat il ne nous paraît pas différer de
celui de la suture tarsienne.

Nous admettons donc la suture cutanée ; toutefois, comme
nous le verrons plus loin, la suture tarsienne bien comprise
n'est plus suivie de la complication redoutée.

VII. Parinaud, empruntant notre méthode de suppléance
par le muscle droit supérieur, ne détache plus une languette
dont il regarde la greffe comme incertaine, mais accole le
tendon dont l'insertion n'est pas touchée et la partie antérieure du muscle sur la surface profonde de la paupière par
une anse de fil qui, passant sous le muscle, est fixée sur
la paupière.

De Vincentiis préfère notre procédé pour les principaux
motifs qui suivent : il donne un nouveau muscle à la paupière par les connexions directes et intimes qui s'établissent
entre elle et la languette musculo-tendineuse ; il rend à la
paupière sa mobilité normale *en tous sens* ; après l'adhérence de la bandelette tendineuse au tarse, le résultat peut
être considéré comme définitif.

[1] Vollaro a constaté par des expériences sur des chiens et des lapins
que la structure de la languette ne se modifiait pas après la greffe.

Qunt à nous, nous avons attaché dès l'abord une grande importance à la conservation de tous les mouvements et particulièrement, des mouvements latéraux du globe. Notre languette remplit parfaitement ce but. Dans tous les mouvements de latéralité ou de rotation du globe autour de l'axe des muscles obliques, on suit, avec le doigt placé sur la paupière, la légère traction de la bandelette, qui forme avec son point d'attache au tendon du muscle droit supérieur une sorte d'articulation très mobile par inclinaison et torsion de son pédicule, en sorte que le malade n'accuse une tension que dans l'extrême limite des rotations latérales. Il est évident qu'une soudure en masse du tendon et du muscle droit supérieur ne peut se prêter à cette mobilité.

Quoi qu'il en soit, nous sommes heureux que notre éminent collègue ait attaché assez de prix à *notre méthode opératoire du ptosis* pour s'y rallier par un autre procédé.

VIII. Pour éviter l'ulcère de la cornée, Delbès réunit par une suture simple, sans avivement, les bords palbébraux; dans le même but, Dianoux propose de réunir les paupières par une bandelette collodionnée.

Nous reviendrons sur l'opportunité de ces manœuvres, à propos de la complication d'ulcère cornéen.

IX. Nous maintenons le pansement occlusif assez serré (bande élastique Velpeau), pendant huit jours, *sur les deux yeux*, et nous enlevons le fil le huitième jour. Il nous a paru que ce délai d'immobilité absolue des deux yeux était nécessaire pour assurer la reprise solide de la greffe au point même où nous l'avons fixée et, par suite, le maintien du plein effet opératoire.

La plupart de nos collègues sont moins sévères.

De Vincentiis ne donne pas de détails précis à cet égard; cependant, dans la seconde observation de la thèse de Vollaro, le fil a été enlevé le quatrième jour.

Cosse enlève le fil le huitième jour.

Delbès enlève le fil le septième jour dans l'une de ses deux observations. Pas d'indication dans l'autre.

Dianoux, à sa première opération, enlève le fil le septième jour. Dans la seconde, pour parer à un abcès de la cornée, il enlève le fil le surlendemain, « croyant faire le sacrifice de son opération ». A sa grande surprise le résultat s'est maintenu.

Morax ne fait plus qu'une occlusion monoculaire après trois jours. Il enlève le fil le septième jour.

Laurent enlève le fil le septième jour.

Le fil est donc enlevé en général le septième jour, mais le pansement occlusif binoculaire beaucoup plus tôt — le troisième ou quatrième jour.

En somme, il s'agit de savoir quel laps de temps est nécessaire pour assurer à la greffe une adhérence qui ne cède plus.

Nous ne possédons pas encore de données cliniques ou expérimentales assez nombreuses et précises pour résoudre complètement cette question. Nous pourrons toutefois tirer quelques déductions de certaines observations particulièrement instructives à ce point de vue.

Dans sa seconde observation, Dianoux enleva la suture le surlendemain. Cependant la languette se souda, puisque le relèvement définitif fut de 25°. Il est vrai que la languette pouvait être pincée et maintenue dans la boutonnière du tarse telle que la pratique Dianoux, d'autant que les paupières furent immobilisées par des bandelettes collodionnées.

Dans la seconde observation de Vollaro, le fil fut enlevé, nous ne savons pourquoi, le quatrième jour. La greffe eut lieu, mais le relèvement fut insuffisant — 4 millimètres au lieu de 7 millimètres.

Dans notre première opération faite aux Quinze-Vingts — service de M. Chevallereau — nous fîmes la suture au catgut, qui se résorba le troisième ou quatrième jour. Le mouvement de la paupière fut très manifeste, mais le relèvement insuffisant. Le cas était cependant très favorable ; l'abaissement ne dépassait pas 6 millimètres, la paupière était mince et souple. Nous pouvons affirmer aujourd'hui, en présence des résultats que nous avons à peu près régulièrement obtenus dans la suite, qu'une suture suffisamment maintenue eût donné chez cet opéré un relèvement complet.

Dans une opération de ptosis complet avec suture tarsienne placée à 3 millimètres du bord ciliaire, pratiquée en 1899 et non suivie, par exception, d'œdème de la paupière, nous saisîmes cette occasion d'observer tous les jours le degré de relèvement et de mouvement. Très satisfait du résultat, nous enlevâmes le fil le sixième jour ; le relèvement tomba immédiatement de 2 millimètres.

Nous pouvons conclure de ces faits que la languette se soude toujours, même lorsque la suture n'est maintenue que de deux à quatre jours ; mais, dans ces cas, la greffe recule au-dessus du tarse et le relèvement est insuffisant. Nous pensons donc qu'il y a tout à gagner et rien à perdre à prolonger l'immobilisation de la paupière par un bandeau occlusif des deux yeux et la fixation de la languette par la suture, pendant une durée d'au moins huit jours. *Nous insisterons surtout lorsque, dans un ptosis complet, la suture sera placée près du bord ciliaire.*

X. Nous traiterons, à propos de *la graduation de l'effet opératoire*, des indications du complément de notre opération par une résection du tarse ou du tendon du releveur.

APRÈS L'OPÉRATION

Immédiatement après l'opération on observe les phénomènes suivants :

A. Le *relèvement de la paupière*, le *rétablissement des mouvements physiologiques*, dont on s'assure en immobilisant avec la main le muscle frontal, la *formation des plis palpébraux* sont instantanés. Ces constatations immédiates et si frappantes font de l'opération, suivant l'expression de Vignes, l'une des plus intéressantes et des plus curieuses comme démonstration clinique.

Ces phénomènes sont cependant atténués par la douleur et les rapports encore anormaux de tissus qui viennent d'être sectionnés. On doit donc s'attendre, lorsque la suture tient, à un résultat définitif plus accentué que le résultat immédiat.

B. La traction sur un point très limité du tarse donne à la courbure palpébrale une forme très légèrement arquée.

C. De Vincentiis signale *une petite dépression* palpébrale correspondant au point de suture. Cette dépression ne persiste pas.

D. Le bord ciliaire *se renverse légèrement en dedans* dans un entropion passager et nullement nocif; *nous n'avons jamais vu les cils toucher la cornée.*

E. Dans les corrections notables, la plupart des opérateurs constatent que *l'occlusion palpébrale ne se produit que sous un certain effort de l'orbiculaire.*

Dianoux et Delbès signalent l'inocclusion sous le pansement, sans indiquer le degré de l'écartement. D'après nos observations, son maximum ne dépasse pas 1 à 2 millimètres au plus, l'orbiculaire étant contracté.

Dans tous les cas on complète facilement la fermeture de la fente palpébrale en rapprochant les paupières avec les doigts.

F. Lorsque l'œil ptosique n'est pas amblyope, l'opéré accuse habituellement *une diplopie* verticale en rapport avec un *abaissement de la cornée* variant de 1/2 à 1 millimètre.

G. Dès le second jour, apparaît un *œdème* de la paupière, parfois très léger et limité au sillon orbito-palpébral, souvent au contraire assez accentué pour effacer les plis palpébraux et s'opposer aux mouvements par son propre poids. *Il faut se garder d'en conclure que la greffe a cédé.* A mesure que le gonflement diminue, on voit l'élévation de la paupière et les plis palpébraux se dessiner à nouveau en s'accusant de plus en plus jusqu'à disparition totale de l'œdème (huit à quinze jours). Cet œdème palpébral est toujours bénin.

Il n'en est pas de même d'un ulcère ou d'un abcès de la cornée qui peut survenir du deuxième au cinquième jour.

Le strabisme vertical et l'ulcère cornéen sont les deux complications qui méritent un examen spécial. Nous y ajouterons le lagophtalmos secondaire.

STRABISME VERTICAL

Ce strabisme, consistant en un abaissement de la cornée variant de 1/2 à 1 millimètre, est insignifiant par lui-même et passerait à peu près inaperçu sans la diplopie qui l'accompagne.

Les yeux opérés amblyopes échappent nécessairement à la diplopie.

Parmi les opérés dont l'acuité visuelle était normale, nous notons l'absence de diplopie dans un cas de Laurent et dans celui de Morax. Delbès et de Vincentiis la signalent principalement à distance. Pour nous, sur 8 opérés dont l'acuité visuelle était supérieure à 5/10, nous avons noté 6 fois la diplopie. En outre, chez deux de nos opérés amblyopes, on pouvait constater un abaissement de la cornée de 1 millimètre.

On doit donc admettre qu'immédiatement après notre opération le strabisme en bas est la règle.

Ce fait s'explique par la double fonction dont le membre droit supérieur est brusquement chargé et par la tension de la languette qui dépasse celle des deux chefs du tendon restés en place ; mais ce strabisme et cette diplopie ne persistent pas.

Dans toutes les opérations pratiquées jusqu'ici par nos collègues et par nous-même, on observe leur effacement graduel, puis leur disparition complète après un intervalle qui varie de quinze jours à cinq mois, au maximum.

Si nous nous en rapportons à nos propres observations, le retour à l'état normal est en général d'autant plus lent que le relèvement a été plus notable.

L'explication de la disparition de la diplopie ne laisse pas que d'être embarrassante.

De Vincentiis l'attribue à l'apport au muscle droit supérieur d'une quantité supplémentaire d'influx nerveux suffisante pour assurer sa double action et rétablir la vision binoculaire, de même qu'entre deux yeux inégalement hypermétropes le muscle ciliaire de l'œil dont la réfraction est moindre reçoit une dose d'influx nerveux plus élevée.

Cette explication toute physiologique est rationnelle. Nous pensons cependant que le phénomène est plus complexe et nous donnerons, en temps voulu, le résultat des recherches que nous poursuivons sur ce sujet.

Pour le moment, ce qu'il importe de retenir, c'est que, en fait, dans toutes les opérations pratiquées jusqu'ici par nos collègues et par nous-même, la diplopie du début s'est atténuée graduellement pour disparaître après un maximum de cinq mois.

ULCÈRE DE LA CORNÉE

Cette complication a été répartie de la manière suivante dans les observations connues jusqu'à ce jour :

Motais. . . .	1	ulcère de la cornée sur 13 opérations			
Cosse	0	—	—	2	—
Dianoux . . .	1	—	—	2	—
Morax. . . .	0	—	—	1	—
De Vincentiis .	0	—	—	6	—
Laurent . . .	1	—	—	2	—
Sulzer	0	—	—	1	—
Vignes. . . .	0	—	—	3	—
Delbès. . . .	2	—	—	2	—
Abadie. . . .	0	—	—	x [1]	—
Total . . .	5			33	—

Soit environ 15 pour 100:

Cette proportion est assez élevée pour motiver une étude très attentive des conditions dans lesquelles l'ulcère cornéen s'est produit.

Nous n'avons eu nous-même qu'un ulcère de la cornée sur 13 opérations. Il s'agit de notre troisème opéré, un malade du service des Quinze-Vingts que M. Chevallereau nous avait fait l'honneur de nous confier. Le catgut fut employé pour la suture tarsienne et nous attribuâmes l'ulcère à la pression et au frottement d'un nœud dur et saillant. Partout ailleurs, nous nous sommes servi de soie très fine, ou, mieux, de soie floche et, sur 10 autres opérations dans lesquelles la suture a été fixée à la face muqueuse du tarse, nous n'avons jamais observé d'ulcère cornéen.

Laurent a employé le catgut et, d'accord avec l'opinion de Terson, accuse le contact du nœud avec la cornée, agissant mécaniquement à la façon d'un corps étranger.

Delbès ne nous dit pas de quel fil il s'est servi : « Après l'opération (1re observation), pansement occlusif des deux yeux ; le pansement est laissé en place quarante-huit heures.

---

[1] M. Abadie n'a pas indiqué le nombre de ses opérations.

En le renouvelant, je constate que l'occlusion des paupières n'a pas été complète. La cornée est ulcérée au centre et infiltrée autour de l'ulcération. »

Seconde observation. « Je revois la malade le 15 au matin. Elle se plaint d'avoir souffert la nuit. La conjonctive est irritée. La cornée est un peu terne. J'enlève le fil qui a servi à la greffe du néo-tendon et je fais un nouveau point de suture médian entre les deux paupières. Le soir, les douleurs ont disparu. La cornée, que je peux voir à droite et à gauche du point de suture, est redevenue brillante. »

Pour Delbès, l'ulcère de la première observation et la kératite de la seconde tiennent exclusivement au lagophtalmos. Cette opinion n'est pas absolument prouvée. La kératite survint, il est vrai, après l'ablation de la suture des deux paupières ; mais cette suture ne corrigeait pas seulement le lagophtalmos ; elle immobilisait les paupières et réduisait au minimum le frottement du nœud contre la cornée. De même, l'amélioration de la kératite n'a pas coïncidé seulement avec la réapplication de la suture palpébrale, *mais aussi avec l'ablation du fil tarsien*. Il n'y a donc là rien de concluant.

Dans le fait de Dianoux, un abcès de la cornée se produit chez un opéré dont la suture est fixée sur la *face cutanée de la paupière*. « Le surlendemain, je constate qu'un abcès de la cornée s'est produit en dedans et en haut, sans doute par contact du pansement sur la cornée. » (Dianoux *loc. cit.*) Dans ce cas, le nœud tarsien étant éliminé, l'ulcère ne peut avoir pour cause que le lagophtalmos seul ou le contact du pansement.

A notre avis, le lagophtalmos qui suit immédiatement l'opération ne peut, en aucun cas, être seul incriminé. Les lagophtalmos paralytiques ou exophtalmiques existent souvent pendant une longue durée sans produire de lésions cornéennes. Nous n'avons pas connaissance de lésions de ce genre après la résection palpébrale de Galezowski ou de Gilet de Grandmont, qui laissent un lagophtalmos beaucoup plus ouvert que dans notre opération.

Enfin, les 8 ou 9 cas à suture cutanée de Morax, d'Abadie et de Vincentiis, sans kératite, cas dans lesquels le lagophtalmos a été noté, s'inscrivent contre cette hypothèse.

Nous admettrions plutôt avec Dianoux qu'exceptionnellement un pansement durci, formant des plis en contact avec la cornée, a pu déterminer l'érosion de l'épithélium cornéen et l'ulcération consécutive.

Le défaut d'asepsie, soit au cours de l'opération, soit dans les pansements, serait inexcusable.

Quant au léger entropion post-opératoire, nous le mettons hors de cause ; nous répétons en effet que nous n'avons jamais vu les cils se placer en contact avec la cornée.

En somme, nous pensons que les lésions cornéennes sont dues : 1° avant tout, au frottement du nœud tarsien sur la cornée ; 2° dans quelques cas, au pansement portant directement sur l'œil.

On se mettra donc sûrement à l'abri de ces accidents en observant les précautions suivantes :

1° Se servir de soie très fine, ou mieux de soie floche, pour la suture tarsienne, ou remplacer celle-ci par une suture cutanée ;

2° Abaisser la paupière supérieure avec le doigt jusqu'au contact du bord palpébral inférieur[1] et la maintenir dans cette position par une bandelette collodionnée (collodion non riciné) agglutinant les deux paupières ; la bandelette collodionnée est suffisante ; il n'est pas nécessaire d'avoir recours à la suture de Delbès.

3° Immobiliser complètement *les deux yeux* par un bandeau occlusif suffisamment serré pendant huit jours.

---

[1] Ou, si la paupière supérieure résiste quelque peu, remonter en même temps la paupière inférieure jusqu'au contact.

Ces conditions étant observées, il est vraisemblable que nous ne verrons plus de complications cornéennes.

FERMETURE INCOMPLÈTE DE LA FENTE PALPÉBRALE

Nous pouvons poser en principe que toutes les opérations de ptosis détermineront un certain degré de lagophtalmos.

A l'état normal, lorsque le muscle releveur se relâche, la paupière retombe par son propre poids et le muscle orbiculaire ne trouve aucun obstacle à une occlusion étroite. Après toute opération de ptosis, la paupière ne retombe plus d'elle-même et le muscle orbiculaire rencontre une résistance constante soit dans le raccourcissement par excision de Galezowski ou de Wolf, soit dans la traction des cordons cicatriciels de Dransart, soit dans le déplacement du lambeau palpébral de Panas, soit dans notre languette elle-même.

Mais il était à prévoir qu'entre toutes ces causes de résistance, la moindre devait être notre languette musculo-tendineuse qui, douée par elle-même d'une certaine élasticité, ne prend son point d'appui que sur le tonus du M droit supérieur. Ce sont des éléments de souplesse que ne possèdent pas les autres agents de relèvement.

En effet, tous ceux qui ont pratiqué les procédés anciens et le nôtre savent qu'à relèvement égal notre opération produit un lagophtalmos beaucoup plus faible et vraiment négligeable, dans presque tous les cas, au point de vue pratique[1].

Nous devons noter toutefois un genre de lagophtalmos propre à la méthode d'opération du ptosis par la suppléance du M droit supérieur, sur lequel Morax a appelé l'attention.

---

[1] Il ne s'agit ici que du lagophtalmos secondaire et non de celui qui suit immédiatement l'opération, pendant la période d'application de la suture. Nous venons parler de ce dernier à propos de l'ulcère de la cornée.

« J'attire l'attention sur ce qui se produit dans le mouvement d'occlusion des paupières. On sait que, dans ce mouvement, le globe oculaire se dévie en haut et en dedans. Or, à la suite de l'opération du ptosis, on constate précisément que, lorsqu'on ordonne au malade de fermer les yeux, la paupière supérieure, tout en s'abaissant dans une certaine mesure, reste néanmoins plus ou moins éloignée de la paupière inférieure. Vous pouvez voir que, chez cette malade, l'écartement ne dépasse pas 1 à 2 mill. » (Morax.)

Dans le sommeil, le même phénomène se produit, dû à la même cause. A l'état normal, l'œil se porte en haut sous l'action du muscle élévateur du globe, pendant que la paupière tombe par le relâchement de l'élévateur palpébral. C'est une des rares exceptions à la synergie presque constante des deux muscles. Mais, après notre opération, le M droit supérieur tend à relever à la fois la cornée et la paupière.

L'antagonisme qui en résulte, intéressant au point de vue physiologique, n'a pas d'importance pratique.

Dans le sommeil, aucun chirurgien ne l'a signalé. Nous l'avons observé avec une attention particulière sur deux de nos récents opérés (3 et 5 mois) d'un ptosis complet avec relèvement normal. L'écartement palpébral était tout au plus de 1 mill. Il était évident d'ailleurs que la paupière s'abaissait plus que l'œil, sans doute par suite de l'intervention inconsciente du muscle orbiculaire, en sorte que la cornée tout entière était à couvert.

A l'état de veille, Morax constate un intervalle de 1 à 2 mill. Nous l'avons trouvé nous-même de 2 mill. dans un cas compliqué, comme celui de Morax, de sclérose palpébrale consécutive à un trachome ancien. C'est le maximum observé jusqu'ici, et seulement par Morax et nous-même, sans inconvénient d'ailleurs pour la cornée. Quelques opérateurs notent que l'occlusion exige, il est vrai, un certain

effort de l'orbiculaire, mais en constatant que cette occlusion arrive à être complète ; la plupart sont muets sur ce
point.

A part l'intéressante observation de Morax, nos collègues
n'ont donc pas attaché d'importance au lagophtalmos secondaire qui, jusqu'ici, n'a donné lieu à aucun accident. Ajou-
tons que l'équilibre se rétablit peu à peu entre les M. orbiculaire et droit supérieur et le néo-tendon, et qu'ici comme
dans le strabisme, le résultat définitif est plus complet que
le résultat immédiat. Nous venons de revoir trois de nos
premiers opérés (1898-1899), chez lesquels la fermeture des
paupières se fait avec une aisance parfaite pendant le sommeil comme à l'état de veille, à ce point qu'une opération
antérieure ne peut être soupçonnée.

GRADUATION DE L'EFFET OPÉRATOIRE

Est-il possible de graduer l'effet opératoire ? Nous l'avons
affirmé théoriquement dès le premier jour. La pratique
confirme-t-elle cette opinion ?

Tout d'abord il serait fort intéressant, à ce point de vue,
de savoir ce que devient la languette greffée.

Vollaro a fait quelques expériences dans ce but sur des
chiens et des lapins.

Il constate d'abord, par des coupes pratiquées un mois
après l'opération, que la bandelette musculo-tendineuse est
très intimement réunie aux tissus environnants par du tissu
cicatriciel,

En second lieu, cette bandelette a conservé sa structure
normale, musculo-tendineuse.

Ces deux premiers points sont importants en ce qu'ils
assurent, pour l'avenir, le résultat acquis.

En troisième lieu, Vollaro observe un notable recul du
point d'insertion de la bandelette. « Ce fait est dû, à mon
avis, au déplacement graduel en arrière de la bandelette

musculaire par les *mouvements désordonnés de l'animal pendant l'opération*. C'est pourquoi les fibres tendineuses et musculaires embrassées par l'anse du fil ont pu peu à peu céder ou se déchirer par la traction en arrière qu'elles ont subie. » (Vollaro, *loc. cit.*)

Vollaro n'attache donc pas lui-même une valeur certaine à cette dernière partie de ses recherches, la plus importante au point de vue de la graduation de l'effet opératoire.

Cette graduation est basée, en effet, sur le plus ou moins d'avancement de la suture de la languette vers le bord ciliaire. La languette maintient-elle définitivement son point d'insertion au niveau de la suture? Toute la question est là.

Les expériences de Vollaro, de son propre aveu, ne sont pas concluantes.

Cliniquement, de Vincentiis a remarqué comme nous-même que le relèvement, non seulement immédiat mais définitif, est d'autant plus accentué que la suture a été placée plus près du bord ciliaire.

En outre, en appliquant la pulpe du doigt sur la paupière, on perçoit très bien, dans certains cas, pendant les mouvements de latéralité du globe, une corde légèrement tendue se prolongeant au devant du cartilage tarse. Ces faits plaident en faveur de la fixation de la languette au niveau de la suture.

D'autre part, la disparition progressive du strabisme vertical exige le rétablissement de l'équilibre de tension entre la languette et les deux parties latérales du tendon du muscle droit supérieur, équilibre rompu par la suture de la languette placée bien au delà de l'insertion du tendon.

Est-il nécessaire de recourir au simple recul de la languette pour expliquer le rétablissement de l'équilibre de tension? Nous ne saurions l'admettre, puisque le relèvement définitif de la paupière est au moins égal au relèvement immédiat.

En attendant de nouvelles expériences, nous proposerons deux hypothèses : ou bien la languette s'allonge peu à peu sous la traction du muscle droit supérieur ; ou bien la corde cicatricielle en laquelle se transforme le sillon de débridement s'unit intimement à la languette, qui pourrait ainsi reculer un peu, *tout en maintenant son point d'insertion par l'intermédiaire du pseudo-tendon cicatriciel surajouté.* Les traînées cicatricielles palpébro-frontales n'agissent pas autrement, par rapport au M. frontal, dans l'opération de Dransart.

Quoi qu'il en soit de ces explications théoriques, la pratique démontre déjà avec certitude qu'on peut augmenter ou diminuer l'effet opératoire en avançant ou en reculant la position de la suture.

Cet effet opératoire comprend deux phénomènes qu'il importe de distinguer : la restitution des mouvements physiologiques et le relèvement statique de la paupière.

La restitution des mouvements physiologiques est assurée dans tous les cas où une languette a été fixée à la paupière, si peu que ce soit.

Les mouvements étaient très manifestes chez notre premier opéré des Quinze-Vingt dont le catgut se résorba trop rapidement. L'opérée de Dianoux chez laquelle la suture fut enlevée le surlendemain pouvait, à la grande surprise de notre confrère, découvrir la cornée dans une étendue de 25 degrés.

Lorsque la languette est fixée, avec une faible tension, près du bord supérieur du cartilage tarse, sa soudure s'opère donc à peu près seule à toute la partie sus-tarsienne de la paupière ; il est à peine besoin d'une suture et, même dans ces conditions, bien que le relèvement soit insuffisant, *le mouvement communiqué est toujours manifeste.* A ce point de vue seul de la restitution des mouvements physiologiques, nous n'aurions donc pas à nous préoccuper beaucoup d'avancer plus ou moins la languette.

Mais il est nécessaire, en outre, pour découvrir la pupille

et pour arriver à un résultat esthétique satisfaisant, que la paupière ptosique soit remontée au niveau de sa congénère, dans le regard horizontal. C'est principalement pour l'obtention de ce *relèvement statique* que nous devons graduer l'effet opératoire.

Le relèvement varie de 4 à 10 millimètres, suivant que la suture est fixée au bord supérieur du tarse ou près du bord ciliaire. Les observations de Cosse, de Laurent, de de Vincentiis et les nôtres ne laissent pas de doute à cet égard.

Il importe donc d'avancer plus ou moins la suture suivant le degré de l'effet à obtenir.

Nous proposerons, en nous appuyant sur les faits actuellement connus, les règles suivantes :

Dans les ptosis parétiques — de 3 à 5 millimètres[1], — placer la suture à 2 millimètres du bord supérieur du tarse renversé ou à 8 millimètres du bord ciliaire[2].

Dans les ptosis moyens — de 5 à 7 millimètres, — placer la suture à 4 ou 5 millimètres du bord supérieur du tarse renversé ou à 5 ou 6 millimètres du bord ciliaire.

Dans les ptosis complets — de 7 à 10 millimètres, — placer la suture à 7 ou 8 millimètres du bord supérieur du tarse renversé ou à 2 ou 3 millimètres du bord ciliaire.

Nous ne précisons pas à 1 millimètre près, parce que, dans ces sortes d'opérations, la prétention à des mesures mathématiques serait illusoire, d'autant que nous aurons à compter, sans nul doute, comme dans toutes les opérations sur les muscles et, en particulier, dans le strabisme, sur des effets quelque peu différents dans les mêmes conditions opératoires.

[1] Nous adoptons avec la majorité de nos collègues la notation du degré du ptosis par millimètres, mais nous reconnaissons que la notation périmétrique serait plus précise et nous engageons les opérateurs à l'adopter à l'avenir.

[2] Il va de soi que, dans ces cas, le débridement sus-tarsien sera poussé jusqu'à la même limite.

D'une manière générale, dans les ptosis complets, il *vau-dra mieux ne pas craindre de dépasser le but.* Delbès a bien voulu nous communiquer tout récemment les résultats éloignés d'une de ses opérations, dans laquelle le relèvement d'un ptosis complet a dépassé un peu le niveau de l'œil sain. C'est le seul cas de ce genre dont nous ayons connaissance. En général, le relèvement atteint le niveau de l'autre paupière ou reste au-dessous d'une faible quantité (1 mill. à 1 mill. 1/2).

On peut s'assurer du résultat produit après le premier nœud de la suture et, si l'effet diffère trop de celui qu'on a cherché, ouvrir le nœud, retirer les fils de la paupière en les laissant à la languette, réenfiler les aiguilles et reporter la suture en avant ou en arrière, suivant le cas. Nous insistions sur cette manœuvre au début de nos opérations, mais l'expérience nous a appris qu'en tenant compte des indications précédentes on n'aura pas souvent besoin d'y recourir.

Il est donc préférable, à l'exemple de de Vincentiis, de prendre des points de repère avant l'opération, et nous recommanderons encore une fois, pour éviter toute déception tardive, le maintien rigoureux, pendant huit jours, des fils et du pansement occlusif binoculaire dans les opérations des ptosis complets.

Nous ne regardons point comme absolues ou définitives les règles précédentes ; une pratique plus étendue et plus variée leur apportera sans doute des modifications. Mais, telles qu'elles sont, elles permettent dès maintenant d'atteindre un résultat satisfaisant.

Contrairement aux réserves que nous avions cru devoir faire au début [1]. l'expérience de tous nos collègues et la nôtre ne laisse plus de doute sur la correction entière com-

---

[1] Société française d'Ophtalmologie (Congrès de 1898).

prenant le relèvement statique et les mouvements physiologiques d'un ptosis simple, quel que soit son degré, par notre opération seule.

Nous n'avons donc plus à maintenir notre proposition de combiner, de parti pris, la résection palpébrale à la suppléance du muscle droit supérieur dans les ptosis complets simples.

Cette opération complémentaire sera réservée :

1° Aux ptosis simples dans lesquels, pour une raison quelconque, notre opération n'aura pas donné un relèvement suffisant ;

2° Aux paupières lourdes et épaisses (anciens trachomes, conjonctivites chroniques, lipomes diffus, œdème chronique, etc.). Dans tous ces cas signalés par Morax, de Vincentiis et par nous-même [1], on ne saurait demander au muscle droit supérieur de relever complètement des paupières résistantes ou trop lourdes. Le mouvement physiologique est toujours imprimé par le néo-tendon, mais la fente palpébrale reste insuffisante.

Ici les procédés de relèvement mécaniques, s'ajoutant à notre méthode physiologique, donnent un résultat d'autant meilleur que la résection est toujours restreinte à une bande étroite.

De Vincentiis a eu recours avec succès à l'excision du ligament tarso-orbitaire. L'excision du tarse par le procédé de Galezowski et de Gilet de Grandmont nous paraît préférable par sa simplicité.

Nous tenons à bien noter que, malgré cette excision, l'action physiologique reste intacte, parce que la languette s'est greffée dans *toute l'étendue de la paupière tarsienne et sus-tarsienne*. Les parties non réséquées reçoivent donc toujours l'action du muscle droit supérieur.

[1] Dans notre seconde opération aux Quinze-Vingts, service de M. Valude.

Nous avons pratiqué, une fois, avec succès, la résection immédiatement avant notre opération. On peut donc agir ainsi dans les cas d'urgence, lorsque — la résection complémentaire étant indiquée — le malade ne peut se prêter à une opération ultérieure. Mais nous croyons préférable d'attendre le résultat définitif de la première opération pour être exactement fixé sur la hauteur du lambeau à exciser.

INDICATIONS DE L'OPÉRATION DU PTOSIS PAR LA SUPPLÉANCE DU MUSCLE DROIT SUPÉRIEUR

Nous avons toujours admis comme condition essentielle de l'application de notre méthode l'intégrité fonctionnelle du muscle droit supérieur, quelle que soit d'ailleurs l'origine congénitale ou acquise du ptosis.

Toutefois, nous devons citer, à ce propos, une observation intéressante de Sulzer. « J'ai été surpris d'observer le développement de l'excursion en haut que prit, après l'opération de Motais, un muscle supérieur *faible* avant l'opération. Ma surprise céda, du reste, à la réflexion : aussi longtemps que la paupière supérieure ne peut pas s'élever au-dessus du plan horizontal, une rotation en haut du globe serait un mouvement nuisible, inutile au meilleur des cas. Or, les mouvements inutiles ou nuisibles n'ont pas de place dans la coordination musculaire, mais celle-ci se développe à partir du moment où ils sont utiles.

« C'est là une règle générale, le muscle et son innervation s'adaptent dans les limites du possible aux besoins, sans dépasser la limite du nécessaire, de l'utile. Chez les ptosiques, la vision binoculaire fait souvent défaut, et le fait seulement de soulever les deux paupières à la fois avec les doigts provoque de la diplopie. L'opération faite, la vision binoculaire s'établit. » (Sulzer, Soc. d'Opht. de Paris. Séance du 8 octobre 1901.)

CONCLUSIONS

De l'exposé qui précède, dans lequel nous nous sommes le plus souvent effacé, à dessein, pour laisser place, avant tout, à l'opinion de nos collègues, découlent les conclusions suivantes :

A. *La méthode opératoire du Ptosis par la suppléance du muscle droit supérieur* est acceptée par un grand nombre d'ophtalmologistes qui nous ont fait l'honneur de lui donner notre nom.

B. Le procédé opératoire que nous avons présenté et qui n'a subi que des modifications peu importantes peut être considéré actuellement comme réglé dans ses points essentiels, à l'égal des autres procédés opératoires qui s'adressent aux muscles de l'œil.

C. Des deux complications de notre opération, l'une, *la diplopie verticale*, n'existe pas constamment ; lorsqu'elle existe, ce qui est la règle, toutes les observations publiées jusqu'à ce jour notent sa diminution progressive et sa disparition complète dans l'espace de quinze jours à cinq mois. — L'autre, *l'ulcère de la cornée*, est due à des causes que nous connaissons et que nous devons éviter désormais.

D. Le mouvement communiqué à la paupière par la greffe du muscle droit supérieur reproduit exactement le mouvement physiologique du muscle releveur de la paupière. La perfection du résultat esthétique donne à cette méthode une supériorité incontestable sur les autres opérations de Ptosis et l'impose comme méthode de choix (de Vincentiis) dans les cas d'intégrité du muscle droit supérieur.

Angers, imp. Germain et G. Grassin. — 7843.

9 782019 299811